GUIDE MÉDICAL

DU

BAIGNEUR

A

ROYAN

(Charente-Inférieure),

Par le Docteur L. GIGOT-SUARD (de Levroux),

MÉDECIN INSPECTEUR ADJOINT DES BAINS DE MER DE ROYAN,
MEMBRE CORRESPONDANT DE L'ACADÉMIE IMPÉRIALE DES SCIENCES DE ROUEN,
DE LA SOCIÉTÉ DE MÉDECINE DE PARIS;
DE LA SOCIÉTÉ IMPÉRIALE DE MÉDECINE DE MARSEILLE,
DE LA SOCIÉTÉ DES SCIENCES HISTORIQUES DE L'YONNE,
DE LA SOCIÉTÉ ACADÉMIQUE DE LA LOIRE-INFÉRIEURE,
DES SOCIÉTÉS DE MÉDECINE DE TOURS, BORDEAUX, POITIERS, ETC., ETC.

PARIS,
LABÉ, PLACE DE L'ÉCOLE-DE-MÉDECINE, 23.
—
1860.

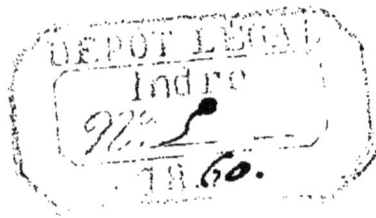

GUIDE MÉDICAL

DU

BAIGNEUR A ROYAN.

GUIDE MÉDICAL

DU

BAIGNEUR

A

ROYAN

(Charente-Inférieure),

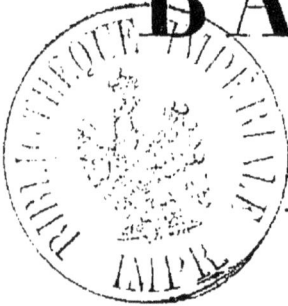

Par le Docteur L. GIGOT-SUARD (de Levroux),

MÉDECIN INSPECTEUR ADJOINT DES BAINS DE MER DE ROYAN,
MEMBRE CORRESPONDANT DE L'ACADÉMIE IMPÉRIALE DES SCIENCES DE ROUEN,
DE LA SOCIÉTÉ DE MÉDECINE DE PARIS,
DE LA SOCIÉTÉ IMPÉRIALE DE MÉDECINE DE MARSEILLE,
DE LA SOCIÉTÉ DES SCIENCES HISTORIQUES DE L'YONNE,
DE LA SOCIÉTÉ ACADÉMIQUE DE LA LOIRE-INFÉRIEURE,
DES SOCIÉTÉS DE MÉDECINE DE TOURS, BORDEAUX, POITIERS, ETC., ETC.

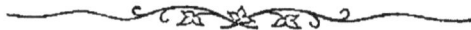

PARIS,

LABÉ, PLACE DE L'ÉCOLE-DE-MÉDECINE, 23.

—

1860.

CHATEAUROUX, IMPRIMERIE Vᵉ MIGNÉ.

AU LECTEUR.

Un éminent praticien de Paris s'exprimait ainsi, dans un mémoire présenté cette année à l'Académie impériale de Médecine : « Par-
» mi les eaux minérales, il en est une, peut-
» être la première entre toutes, dont on ne
» retire encore qu'une bien faible partie
» des services qu'elle nous paraît appelée à
» rendre ; nous voulons parler de l'eau de
» mer (1). » Ce médecin avait raison : la thérapeutique maritime, encore dans l'enfance, n'est pas aujourd'hui ce qu'elle sera

---

(1) *Expériences physiologiques et Observations cliniques faites à l'hôpital Saint-Louis, sur les bains à l'hydrofère*, par M. le docteur Hardy.

1.

certainement dans un temps rapproché. A quelles causes faut-il donc attribuer ce défaut de progrès ? Je placerai en première ligne la manière dont la plupart des baigneurs pratiquent la mer. Il n'y a pas besoin de connaissances scientifiques spéciales pour comprendre que, si les bains de mer peuvent exercer sur l'organisme une action salutaire, ils ne sont pas exempts d'inconvénients et de dangers ; le bon sens l'indique. En effet, l'eau marine contient une grande quantité de principes minéralisateurs ; elle est froide, et elle présente sur les côtes une agitation qui expose le corps à des chocs plus ou moins considérables. Malgré ces circonstances qui font de l'eau marine la plus puissante de toutes les eaux minérales, et qui placent les dangers à côté des avantages, on se précipite dans la mer absolument comme dans l'eau claire. Il en résulte

que les bains sont nuisibles ou qu'ils ne produisent que des effets incomplets et insigni-
fiants. Rien ne justifie mieux que la pratique
de la mer cette maxime thérapeutique déjà
émise par Vogel (1) : « Les remèdes les plus
» efficaces nuisent d'autant plus quand ils
» sont mal employés qu'ils sont plus salu-
» taires quand on s'en sert convenablement. »

Une autre cause pour laquelle la thérapeutique maritime n'a pas suivi les progrès
de la médecine thermale, c'est l'obstination
de beaucoup de médecins et de malades à
croire que toutes les ressources de la médication maritime consistent dans la balnéation à la côte. Voilà une déplorable erreur.
Que seraient la thérapeutique thermale et
l'hydrothérapie, si les ressources se bor-
naient, pour la première, aux bains de

(1) *Manuel du Baigneur.*

piscine, et, pour la seconde, aux immersions dans l'eau froide ? Je démontrerai, dans cet opuscule, que le bain à la mer n'est qu'un des nombreux moyens d'employer l'eau marine dans un but thérapeutique et hygiénique ; que ce moyen est souvent le moins efficace et quelquefois dangereux ; d'où la nécessité de pourvoir les stations maritimes d'appareils analogues à ceux que possèdent les établissements thermaux et hydrothérapiques. Cette verité a déjà été comprise par plusieurs praticiens, au grand avantage des malades. Puisse-t-elle être acceptée bientôt par tout le monde ! Car, du jour où les médecins pourront varier à volonté les procédés d'application de l'eau marine à la surface du corps, la thérapeutique maritime n'aura rien à envier à la thérapeutique thermale, et elle sera héroïque dans bien des cas où celle-ci est impuissante.

Je n'aurais pas fait ce guide, si je ne devais répéter au lecteur que ce qui a été dit dans tous les manuels du baigneur. Mais, par l'heureuse et exceptionnelle disposition de ses plages, Royan offre à la thérapeutique et à l'hygiène des ressources qu'on ne rencontre pas ailleurs. De plus, grâce à la sollicitude d'une administration intelligente, notre station est maintenant pourvue des appareils indispensables pour une bonne médication maritime. Il m'a donc paru utile de publier un Guide exclusivement destiné au baigneur à Royan. Je l'ai divisé en trois parties : dans la première, je traite des propriétés physiques et chimiques de l'eau sur les plages de Royan, des procédés hydrothérapiques sans lesquels un traitement maritime est incomplet et quelquefois impossible, et des inhalations d'eau de mer pulvérisée comme méthode de minéralisation ; dans la seconde, j'indique la manière dont il convient de diriger la médication maritime, dans les nombreuses maladies pour lesquelles elle est conseillée ; enfin la troisième partie comprend l'exposé des principales règles qu'il faut suivre en se baignant à la mer, soit par raison de santé, soit par hygiène et par distraction.

Si, par cette publication, je parviens à détruire quelques-unes des funestes erreurs qui font perdre à beaucoup de personnes les bénéfices d'une saison passée aux bains de mer, et qui coûtent à tant d'autres le bien le plus précieux, la santé ; si je puis contribuer aux progrès de la thérapeutique maritime, je m'estimerai heureux, car j'aurai atteint le but que je me suis proposé.

Mai 1860.

TABLE DES MATIÈRES.

TROISIÈME PARTIE.

PREMIÈRE PARTIE.

Propriétés physiques et chimiques de l'eau
de la mer sur les plages de Royan.

Hydrothérapie maritime et respiration de
l'eau de mer pulvérisée.

I.

PROPRIÉTÉS PHYSIQUES ET CHIMIQUES DE L'EAU
DE LA MER SUR LES PLAGES DE ROYAN.

On a dit — et c'est une opinion généralement accréditée parmi les médecins et les
gens du monde — que l'eau de la mer ayant
partout la même action médicinale, les bai-

gneurs pouvaient choisir les plages les plus
à leur convenance et même se laisser guider
par la mode. D'après cela, il n'y aurait point
de prescription absolue à formuler, et l'on
pourrait aller indifféremment à Trouville, à
Dieppe, aux Sables, à Biarritz, à Royan,
etc., etc. Voilà une erreur que je combattrai
de toutes mes forces, parce qu'elle touche
aux intérêts les plus sérieux de ceux qui
vont chercher sur les plages, non pas des
distractions et des plaisirs, mais la santé.
Non, il n'est pas indifférent d'envoyer tous
les baigneurs à telle ou telle station maritime, cela ne me sera pas difficile à prouver.

L'eau de mer appliquée à la surface du
corps agit par ses propriétés physiques et
chimiques, c'est-à-dire par sa température,
sa densité, ses mouvements et les principes
salins qu'elle renferme. Or, en considérant
que la température de l'eau marine est subordonnée à sa densité, et que cette dernière
est due elle-même à la plus ou moins grande
quantité de sels tenus en dissolution dans
l'eau, on voit que les effets complexes du

bain de mer dépendent des divers degrés
d'agitation de l'eau et de sa composition
chimique. C'est à ce double point de vue
que nous étudierons les avantages que présentent les plages de Royan sur celles des
autres localités maritimes.

§ 1. — Des divers degrés d'agitation de la mer sur les plages de Royan.

L'expérience démontre chaque année que,
parmi les personnes qui vont aux bains de
mer par raison de santé, et chez lesquelles
l'usage de ces bains est en effet parfaitement
indiqué, plusieurs ne peuvent les supporter
où ne s'y habituent que difficilement. Quant
à ceux qui, allant y chercher la santé, y rencontrent plutôt la maladie, et s'en retournent
défaits et *clabaudant* contre les bains, selon
les expressions de M. Ed. Auber (1), ils
doivent attribuer ces résultats, le plus ordinairement, à la manière dont ils ont pra-
tiqué la mer.

(1) *Guide à la mer*, page 89.

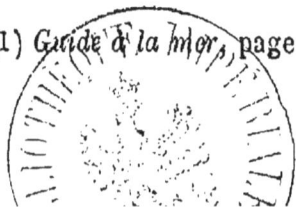

2.

Faisons cependant la part de chacun, et reconnaissons (nos confrères comprendront cette franchise) que les conseils des médecins ont une large part dans les mauvais effets produits par les bains de mer. Que dirait-on d'un praticien qui, envoyant un malade aux eaux thermales, lui ordonnerait, d'emblée et quand même, les sources les plus actives, ou qui commencerait un traitement hydrothérapique par les douches générales en pluie et en poussière ? C'est pourtant ce qui arrive tous les jours pour les bains de mer. On envoie volontiers des personnes qui s'accommoderaient tout au plus, au début d'un traitement maritime, d'une eau calme ou modérément agitée, se jeter sous les vagues d'une mer forte, sans autre préparation préalable. Il en résulte ou que les bains ne sont point supportés, ou, qu'étant continués pendant quelque temps, ils ne produisent que des effets incomplets et quelquefois nuisibles. (Voyez l'observation rapportée à la page 46.)

Les divers degrés d'agitation de la mer,

depuis les simples ondulations jusqu'aux vagues les plus fortes, représentent la série des procédés hydrothérapiques. Comme les lotions et les frictions en drap mouillé sont beaucoup moins excitantes que les douches générales en pluie et en poussière, et comme il est indispensable de débuter par les premières pour arriver aux secondes, de même, à la mer, les percussions modérées de l'eau doivent souvent précéder les fortes secousses dont les effets sont beaucoup plus intenses. J'ajouterai que le poids et le choc des vagues offrent des dangers dans beaucoup de cas que je signalerai plus loin.

Mais, dira-t-on, la main de l'homme peut régler une douche, et il n'est pas en son pouvoir de commander aux flots. Force est donc de se baigner à la mer comme cela se rencontre, qu'elle soit calme ou fortement agitée. Je sais, en effet, qu'il ne peut en être autrement dans presque toutes nos localités maritimes ; c'est pourquoi je m'empresse de signaler Royan comme une heureuse exception à la règle générale. Sur cette côte vraiment privilégiée, où se font très-rarement sentir ces grandes et brusques variations de température si fréquentes sur le littoral de la Manche et de l'Océan, la mer présente, aux mêmes heures de la journée, sur des plages peu distantes les unes des autres, plusieurs degrés dans son agitation. Ainsi, tandis qu'à la GRANDE-CONCHE les mouvements de l'eau sont extrêmement modérés, de sorte que les baigneurs ne reçoivent qu'une lame très-faible, à PONTAILLAC, au contraire, c'est la véritable vague, avec ses secousses, ses percussions et ses chocs. Entre ces deux extrêmes, nous trouvons encore des degrés intermédiaires sur les conches de FONCILLON et de CHAIZ.

On lit dans le *Guide pratique aux eaux minérales et aux bains de mer*, de M. C. James, page 445 : « Souvent les ordonnances dont » les malades sont porteurs, en arrivant aux » bains de mer, sont d'une exécution difficile ou même impossible. Ainsi, on recommande presque toujours de recevoir la » lame. Mais tantôt la mer est houleuse ; et,

» au lieu de simples lames douées d'une im-
» pulsion légère, ce sont de véritables va-
» gues ; d'autres fois, au contraire, la mer
» est immobile comme un lac. *L'espèce de*
» *petite ondulation médicinale qu'on appelle*
» *la lame est ce qu'il y a de plus difficile à*
» *rencontrer.* » Eh bien ! elle est en quelque
sorte permanente à la GRANDE-CONCHE de
Royan.

En résumé, de la GRANDE-CONCHE à PON-
TAILLAC se trouvent échelonnées, dans un
petit espace, toutes les variétés désirables
dans les divers degrés d'agitation de la mer.
On dirait que la nature a voulu créer là un
vaste établissement d'hydrothérapie maritime, où l'on puisse graduer à volonté l'action médicinale du bain de mer. Précieuses
ressources, méconnues jusqu'à ce jour par
les médecins étrangers à la localité et les
baigneurs, et qui doivent faire de Royan
l'une des premières stations maritimes de
la France !

§ 2. — Composition chimique de l'eau de mer sur les plages de Royan.

Le degré de salure des mers qui baignent nos côtes est à peu près uniforme. Ainsi, la masse saline obtenue par l'évaporation est, sur 100 parties d'eau :

Pour la Méditerranée ...... 4,1.

— l'Océan atlantique.... 3,8.

— la Manche.......... 3,6.

Parmi les circonstances capables de faire varier le degré de salure des mers, il faut placer en première ligne le mélange de l'eau douce avec l'eau salée. Par exemple, la mer Noire qui reçoit par les fleuves qui s'y déversent des quantités considérables d'eau douce, et dont le trop plein s'épanche par le Bosphore, contient moitié moins de principes salins que la Méditerranée. C'est aussi de cette manière que la mer appelée Lac de Baïkal, dans la Tartarie, a fini par se dessaler complètement. L'induction nous permettrait donc de conclure qu'à Royan l'eau de la Grande - Conche est moins riche en

principes minéralisateurs que celle des autres plages, par suite du mélange de l'eau
de la Gironde avec celle de la mer. Mais
l'analyse pouvait seule indiquer la différence
qui existe dans la proportion des éléments
salins ; 100 parties d'eau ont fourni, par
l'évaporation :

Pour PONTAILLAC......... 2,8.
— la GRANDE-CONCHE.... 1,6.

En se reportant aux chiffres précédents,
nous voyons qu'il y aurait, entre l'eau de
l'Océan et celle de la plage de PONTAILLAC,
la différence de 1 partie de sel sur 100 parties d'eau, ou de 10 par litre. Mais cette
différence n'est pas réelle ; car l'eau de
l'Océan qui a fourni 3,8 a été puisée loin de
la côte, tandis que celle de Pontaillac qui a
fourni 2,8 a été recueillie sur le rivage même.
Or, dans toutes les mers, l'eau est d'autant
plus salée qu'on s'éloigne davantage des
côtes. On peut donc affirmer qu'à PONTAILLAC
l'eau est, à fort peu de chose près, aussi minéralisée que celle des autres côtes de l'Océan.

Il n'en est pas de même pour l'eau de la

Grande-Conche, puisque j'ai trouvé, entre
cette eau et celle de Pontaillac, la diffé·
rence de 1,2 de matières salines sur 100 parties d'eau. Cette différence constitue précisément, pour Royan, un avantage qu'on ne
retrouve pas dans les autres localités maritimes ; car, ainsi que je l'établirai bientôt,
les sels tenus en dissolution dans l'eau de
mer n'ont d'autre action que de stimuler la
circulation capillaire périphérique ; et, dans
bon nombre de cas, cette stimulation est
trop active, par suite de la grande richesse
de l'eau marine en principes salins, ce qui
détermine des picotements incommodes, des
cuissons et de véritables exanthêmes.

M. C. James, que j'ai déjà cité, rapporte
qu'une dame avait été tellement crispée par
un seul bain de mer, qu'elle fut obligée de
prendre, plusieurs jours de suite, des bains
d'eau douce pour faire cesser l'astriction de
la peau, ou, comme elle disait plaisamment,
pour *se dessaler* (1). Il ne faut pas croire que

(1) *Op. cit.*, p. 448.

ce fait soit une exception ; il se présente assez fréquemment, et je ne crains pas d'être taxé d'exagération en disant que chez beaucoup de femmes dont la peau est extrêmement fine et impressionnable , l'action trop astrictive des particules salines et les espèces d'incrustations qu'elles forment sur l'épiderme peuvent rendre la réaction incomplète et devenir ainsi un obstacle aux bons effets du bain.

L'eau de la GRANDE-CONCHE est exempte de ces inconvénients , tout en contenant assez de principes salins pour déterminer une bonne réaction. De plus , elle peut être avantageusement employée contre certaines maladies dans lesquelles une eau trop fortement minéralisée serait contre-indiquée : telles sont, entre autres, quelques affections de la peau que j'indique plus loin. (Voyez page 74.)

II.

HYDROTHÉRAPIE MARITIME ET RESPIRATION DE L'EAU DE MER PULVÉRISÉE.

Le bain à la mer ne constitue pas la seule manière d'appliquer l'eau marine à la surface du corps ; c'est même la moins efficace dans bien des cas. Il suffit de réfléchir un instant aux effets physiologiques et thérapeutiques de l'eau de mer employée à l'extérieur pour reconnaître la vérité de cette assertion. Ces effets ont été résumés ainsi dans un opuscule que j'ai publié l'année dernière (1) :

« Les sels que l'eau de mer tient en dissolution, et auxquels elle doit en grande par-

(1) *De l'usage interne de quelques eaux minérales naturelles pendant les bains de mer*, page 19.

tie sa pesanteur spécifique, exercent une vive stimulation sur les vaisseaux de la peau, et augmentent ainsi l'intensité et la durée de la réaction. C'est pourquoi celle-ci est généralement plus prompte après les bains de mer qu'après les bains d'eau douce, et les personnes faibles et délicates supportent beaucoup mieux les premiers que les seconds. A l'action des particules salines doivent être attribués encore les picotements, les cuissons, les exanthèmes et les modifications si opposées que subit le système exhalant. Par exemple, la peau est rude et sèche chez certains baigneurs, douce et onctueuse chez d'autres.

» Quant à l'absorption des principes salins de l'eau de mer, pendant la durée de son application à la surface du corps, il est permis de la mettre en doute, tant à cause de l'instantanéité de l'application que de l'action astrictive du froid et des particules salines sur les vaisseaux absorbants de la peau. Notons encore que le sérum du sang et l'eau de mer ayant à peu près la même pesanteur spécifique et contenant l'un et l'autre des sels en dissolution, un transfert notable de parties entre ces deux liquides ne peut s'opérer que difficilement, d'après les lois de l'endosmose.

» Sans doute ces sels, transportés dans l'intimité de nos tissus, exercent sur l'organisme une influence tonique et vivifiante. Sans doute aussi leur absorption joue un rôle important dans l'action si complexe et si efficace des bains de mer. Mais reconnaissons que, chez les baigneurs, la surface pulmonaire est de toutes les voies d'absorption celle qui apporte aux organes le plus de particules salines. On sait, en effet, que l'atmosphère maritime en contient une certaine quantité, provenant soit de la sublimation des sels, soit de l'évaporation des molécules d'eau soulevées par le sillage, puis entraînées par les vents.

» L'eau de mer émousse la sensibilité de la surface cutanée avec laquelle elle est en contact; et, après son application, les nerfs continuent à manifester des phénomènes de sédation, lors même que la vie déborde en quelque sorte dans les autres systèmes organiques de la périphérie, par suite de la réaction. Mais ces phénomènes de sédation sont d'autant plus prononcés que la durée de l'application de l'eau est plus longue. Dans ce cas, la réactivité de la peau est dominée par le contact prolongé du froid. Les capillaires restant contractés, le sang qui congestionne les parties profondes ne revient pas à la surface ; la vascularité de la peau paraît pour ainsi dire effacée, d'où la pâleur des tissus et l'abaissement de la température. Sous l'influence de cette soustraction de calorique, la sédation atteint son maximum.

» Enfin, parmi les principaux effets que l'eau de mer employée à l'extérieur exerce sur l'organisme, je dois signaler encore la perturbation quelquefois si violente qu'elle imprime au système nerveux par l'impression brusque du froid.

» L'art peut utiliser avec succès, contre un grand nombre de maladies, les phénomènes complexes que nous venons d'étudier.

» En appelant le sang dans le système capillaire de la surface du corps, l'eau de mer produit une révulsion énergique qui décentralise la congestion sanguine de tous les viscères de l'économie. C'est ainsi que des applications locales et générales, méthodiquement combinées, ramènent graduellement un organe hypérémié à ses limites et à ses fonctions physiologiques.

» Les applications extérieures d'eau de mer, en raison de l'activité si considérable qu'elles impriment aux capillaires, ont une influence marquée sur les actes organiques qui s'accomplissent dans ces vaisseaux. Or, le sang se fait dans les capillaires généraux de tous les organes (Gerdy) ; les phénomènes de combustion s'accomplissent non-seulement dans les poumons, mais encore pendant le cours de la circulation, et principalement dans les capillaires ; enfin, c'est au moyen de la circulation capillaire que s'opèrent les sécrétions, la nutrition, l'absorption. L'eau de mer est donc un des agents les plus efficaces de la médication tonique-reconstitutive.

» Mais n'est-elle pas aussi un excellent résolutif, puisque, par son action sur la circulation capillaire générale, elle modifie et active l'absorption interstitielle ?

» Nous avons vu que les principes salins tenus en dissolution dans l'eau marine augmentaient l'action des vaisseaux cutanés, et produisaient une excitation accompagnée quelquefois d'éruptions. Cette stimulation est un moyen de guérir ou d'améliorer certains états pathologiques, en substituant ainsi une vitalité spéciale à la vitalité morbide qui les caractérise. Quant aux éruptions cutanées, sans leur attribuer précisément une action *dépurative* et *spoliative*, on ne peut nier cependant qu'elles soient parfois *critiques*, d'après les rapports intimes qui existent entre les fonctions de la peau et celles des principaux organes de l'économie.

» La sédation et la perturbation que le

contact du froid produit sur les nerfs, ont
une large part dans les succès de l'eau de
mer employée contre plusieurs maladies où
l'élément nerveux prédomine.

» Il résulte de ce qui précède que l'eau de
mer est un agent plutôt hydrothérapique
que minéralisateur, puisque ses effets sont
subordonnés à la *réaction,* et que c'est par
celle-ci qu'ils sont *révulsifs, toniques-reconstitutifs , résolutifs* et *substitutifs.* »

Or, la réaction est bien plus prompte et
plus énergique après les douches qu'après
le bain à la mer; et il ne peut en être autrement, puisque, dans les premières, l'eau est
extrêmement divisée et frappe avec beaucoup plus de force qu'à la mer chacun des
points de la surface cutanée, sans exercer de
pression sur les organes internes, ce qui
fait refluer le sang plus rapidement et plus
complètement de l'intérieur à l'extérieur.
Voilà pourquoi, en règle générale, la plupart des baigneurs peuvent prendre avec
fruit deux douches générales dans les vingt-
quatre heures, tandis que deux bains à la

mer, pris dans le même laps de temps, sont
le plus souvent nuisibles.

Ainsi, les procédés hydrothérapiques ap-
pliqués avec l'eau marine (douches générales
en jet, en pluie et en poussière, fixes ou
mobiles, descendantes ou en cercle) produiront des effets toniques - reconstitutifs,
révulsifs et résolutifs *beaucoup plus énergiques* que le bain à la mer, sans avoir les
inconvénients que celui-ci présente souvent.
Mais l'action complexe des procédés hydrothérapiques serait encore plus efficace, si
l'eau marine, qui contient tant de principes
favorables à la réaction, était ramenée aux
conditions de température et de pureté de
l'eau des meilleures sources qui alimentent
les établissements d'hydrothérapie. J'ai ré-
solu ce problème au moyen d'un appareil
simple et portatif, construit dans les ateliers
de M. Charrière. Avec cet appareil qui doit
fonctionner à Royan cette année, on peut
employer l'eau de mer, à l'extérieur, aussi
fraîche et aussi pure que possible, et aux
pressions les plus élevées.

J'ai insisté précédemment sur le *modus agendi* de l'eau marine, eu égard à sa composition chimique, et j'ai démontré que l'absorption des sels, pendant le bain, était à peu près nulle.

M. Gaudet, dont personne ne contestera l'autorité dans la matière, a prouvé aussi, par analogie avec ce qui se passe dans le bain chaud d'eau simple, que dans le bain d'eau de mer chauffé, les vaisseaux absorbants de la peau ne pouvaient pas transporter dans l'intimité de nos tissus plus de deux décigrammes de principes minéralisateurs, et que cette proportion devait être considérablement réduite pour le bain froid, à cause des circonstances relatives à sa durée et à ses effets physiologiques (1). Par conséquent, en admettant que, pendant le bain à la mer, la peau absorbe quelques centigrammes de substances salines (ce qui est encore douteux), cette proportion est bien insignifiante, si on la compare à la

(1) *Recherches sur les bains de mer*, p. 407 et 408.

quantité de chlorure de sodium que chaque individu consomme, tous les jours, par l'alimentation. C'est donc à tort que quelques médecins ordonnent, pour faciliter l'action *minéralisante* de l'eau marine, de prolonger les bains sur certaines plages, échauffées par le soleil et abritées contre les mouvements violents de la mer.

Puisque, chez les baigneurs, la surface pulmonaire est la voie d'absorption qui apporte aux organes le plus de particules salines, celles-ci étant suspendues dans l'atmosphère maritime, quels avantages ne doit-on pas retirer des inhalations de l'eau de mer pulvérisée par le procédé de M. Sales-Girons, comme méthode de minéralisation (1)? De cette manière, la plupart des substances que contient l'eau de mer passent dans l'organisme, en même temps que les molécules liquides exercent sur les parties

(1) Ce procédé de pulvérisation de l'eau consiste à lancer contre un petit disque immobile un filet d'eau fortement comprimé.

avec lesquelles elles sont en contact une action topique avantageuse dans certaines affections.

L'administration des bains de mer de Royan a donc rendu un service signalé aux nombreux baigneurs qui fréquentent chaque année cette station, en faisant installer dans l'établissement du Casino, à côté des salles d'hydrothérapie, une salle de respiration à l'eau de mer pulvérisée.

DEUXIÈME PARTIE.

—

Thérapeutique.

—

I.

FAIBLESSE GÉNÉRALE.

Les percussions modérées de la lame, telle qu'on la rencontre ordinairement à la GRANDE-CONCHE et à FONCILLON, concourent à engourdir la sensibilité, procurent un exercice salutaire par les faibles contractions musculaires qu'elles déterminent, et enfin exercent sur les parties superficielles

4

une sorte de massage propre à accroître les phénomènes de la réaction cutanée. Au contraire, les fortes secousses de la vague nécessitant des contractions musculaires énergiques pour que le corps puisse y résister sans être entraîné, ce dernier se trouve dans les conditions d'un exercice violent. De là, chez les sujets faibles, des lassitudes pouvant aller jusqu'à la courbature, des douleurs dans les muscles et dans les parties profondes dont la texture est altérée ou la sensibilité déjà exaltée, des congestions internes, etc., etc. L'eau calme ou modérément agitée de la GRANDE - CONCHE et de FONCILLON conviendra donc aux personnes faibles qui ne s'exposeraient pas sans inconvénient aux chocs des vagues de PONTAILLAC.

Il y a des enfants qui, n'étant ni lymphatiques ni scrofuleux, présentent cependant tous les caractères d'une faiblesse générale de l'organisme, d'une sorte de langueur des fonctions végétatives. Impressionnables et pusillanimes, ils sont sans énergie pour le jeu comme pour le travail. La faiblesse musculaire est quelquefois telle, qu'elle rend leurs attitudes vicieuses, ou qu'elle ne permet pas la marche. Les bains de mer donneront certainement à ces petits êtres l'énergie vitale dont ils sont privés, mais à la condition de proportionner les effets du bain à la faiblesse de la réaction. Ces enfants supporteront difficilement les bains trop excitants d'une mer forte, tandis qu'ils retireront les meilleurs effets de ceux de la GRANDE-CONCHE de Royan. On ne leur accordera le bain à PONTAILLAC qu'exceptionnellement et à la fin de leur saison. Les douches générales en pluie complèteront avantageusement l'action des bains.

II.

LYMPHATISME.

Les sujets lymphatiques sont ceux dont la peau réagit le plus promptement et le

plus énergiquement. Aussi on peut en général les soumettre d'emblée et hardiment à
l'action des vagues. Il sera bon cependant
de débuter par quelques bains à la GRANDE-
CONCHE, surtout pour ceux qui craignent le
contact de l'eau froide, avant de les con-
duire à PONTAILLAC.

L'hydrothérapie maritime est le moyen
thérapeutique le plus efficace à opposer au
lymphatisme. Par l'activité qu'elles impriment à la circulation capillaire, les douches
générales en pluie et en poussière, employées
avec persévérance, amènent les transforma-
tions les plus heureuses dans la constitution
des sujets lymphatiques. On ne saurait trop
leur recommander aussi l'usage des inhalations d'eau de mer pulvérisée ; car les principes minéralisateurs de l'eau, absorbés par
ces inhalations, contribuent puissamment à
modifier l'organisme.

III.

SCROFULES.

Le traitement maritime des scrofules devant varier selon la nature des manifestations morbides, je consacrerai un paragraphe à chacune de ces dernières.

§ 1. — État scrofuleux simple, ou prédisposition aux manifestations scrofuleuses.

Cet état n'est autre que le lymphatisme porté au plus haut degré. Par conséquent, je lui appliquerai les remarques précédentes concernant le bain à la mer, l'hydrothérapie maritime et les inhalations d'eau de mer pulvérisée.

§ 2. — Tumeurs glandulaires.

Elles se rencontrent ordinairement au cou, et beaucoup plus rarement aux aines,

4.

aux aisselles , etc. Pour peu que ces engorgements présentent des caractères d'acuité, que l'on reconnaît facilement à un peu de rougeur et à la douleur produite par la pression , il faut éviter les vagues trop fortes , car leur poids et leurs chocs, sur-excitant les tumeurs , les feraient suppurer. On devra donc se contenter , dans ce eas , des bains à la GRANDE-CONCHE.

Si, au contraire, les engorgements glandulaires forment un relief dur, compact, tout-à-fait insensible à la pression , les percussions de la vague ne peuvent qu'exercer sur eux une action salutaire.

Les douches en arrosoir, à jet très-fin et à basse pression, activeront aussi la résolution des engorgements.

§ 3. — Ophthalmies , écoulements muqueux par les narines , les oreilles, etc.

Les lotions et les applications locales d'eau marine modifieront avantageusement les muqueuses malades , et pourront tarir les sécrétions morbides. Mais les effets de

ces applications ne sont pas comparables
à ceux produits par l'eau de mer pulvérisée,
pendant les séances d'inhalation. L'amélioration est, en effet, beaucoup plus rapide
et plus durable.

§ 4. — Abcès, fistules et ulcères.

Il faut user avec une grande circonspection des applications extérieures d'eau de
mer contre ces manifestations des scrofules.
Les bains de PONTAILLAC ne conviendront
dans aucun cas, même ceux de fistules et
d'ulcères très - atoniques. Le bain à la
GRANDE-CONCHE pourra être employé très-
utilement, tant à cause de la composition
chimique de l'eau que de son peu d'agitation. Encore on ne doit point oublier de
tenir compte du degré d'excitabilité des
parties malades.

Les douches générales, en poussière et à
basse pression, remplaceront très-avanta-
geusement le bain à la mer.

§ 5. — Maladies des os et des articulations.

L'usage externe de l'eau marine contre ces affections exige également beaucoup de prudence et d'attention. Une violente secousse imprimée à la partie malade peut exaspérer les accidents locaux, amener le travail inflammatoire à l'état aigu, et occasionner des accidents graves. On voit, dès-lors, à quels dangers s'exposeraient les malades, en pratiquant une mer trop forte. Sous ce rapport, la GRANDE-CONCHE de Royan offre des avantages qu'on ne rencontre pas ailleurs.

Un traitement maritime sera plus efficace qu'aucun traitement thermal contre les maladies des os et des articulations liées à un état scrofuleux, mais à la condition d'être dirigé en raison de la susceptibilité du sujet et des parties malades.

IV.

CHLOROSE ET ANÉMIE.

Beaucoup de jeunes filles et de femmes chlorotiques redoutent les premiers bains pris à la mer, à cause des pénibles sensations que leur produit l'impression brusque du froid. D'ailleurs, elles réagissent difficilement ; et il est souvent nécessaire, dans les stations maritimes où la mer est ordinairement forte, d'aider le développement de la réaction par des frictions sur le corps et l'ingestion de vin chaud, même après un bain de quelques minutes seulement.

Toutes les personnes chloro-anémiques, quels que soient leur faiblesse et l'appauvrissement du sang, pratiqueront la mer avec succès sur la GRANDE-CONCHE de Royan, et pourront ensuite tenter avantageusement les vagues de PONTAILLAC, dès que la tolérance sera bien établie.

Je citerai, à l'appui de ces remarques, un fait que j'ai observé l'année dernière :

Une dame de Paris, guérie par les eaux sulfureuses d'une affection grave de la poitrine, fut envoyée à Dieppe, où on lui prescrivit la mer, malgré une extrême faiblesse. Le premier bain, précédé d'une affusion, détermina une crise nerveuse qui se prolongea pendant quelque temps, la réaction ne pouvant s'établir. Cette dame, peu encouragée par un tel début, retourna bientôt à Paris, maudissant la mer et ceux qui la lui avaient conseillée. Venue l'année dernière à Royan pour respirer l'air marin, je l'engageai à prendre, tous les jours, un bain de quelques minutes à la GRANDE-CONCHE, lui faisant comprendre que la mer ne présentait pas là les mêmes conditions qu'à Dieppe. En effet, la première tentative réussit à merveille, et, après une vingtaine de bains, Madame X... reprit la route de Paris complètement réconciliée avec la mer qui lui avait produit, à Royan, une amélioration rapide.

La chlorose et l'anémie sont encore des affections dans lesquelles les douches générales en pluie, soit seules, soit associées au bain à la mer, réussissent parfaitement.

Lorsque la chlorose se liera à un état lymphatique, il ne faudra pas négliger les inhalations d'eau de mer pulvérisée.

V.

MALADIES DE LA MATRICE.

Si les fortes secousses des vagues ne conviennent pas généralement aux personnes chloro-anémiques, dès les premiers bains, combien ne sont-elles pas dangereuses pour les jeunes filles ou les femmes qui présentent les signes d'une affection utérine?

Personne n'ignore que ces maladies sont aujourd'hui très-fréquentes, et cette fréquence n'est point une énigme pour l'observateur. On en trouve plus d'une cause dans les exigences de la mode. Il serait bien à désirer que les femmes pussent enfin se convaincre qu'elles achètent souvent au prix de longues et cruelles souffrances les avantages du corset.

Les bains de mer qui, méthodiquement employés, constituent un moyen préservatif et curatif des affections utérines, les aggravent et peuvent même les faire naître si les mouvements de la mer sont trop violents. En effet, que se passe-t-il pendant le bain dans une mer forte? D'abord, les vagues, par leur poids et leurs percussions, compriment l'utérus et ses annexes; ensuite, pendant les efforts nécessaires pour résister aux secousses et à l'entraînement des flots, les muscles de l'abdomen sont fortement contractés, et il en résulte que l'utérus est encore comprimé et poussé en bas. Or, ce sont les conditions les plus favorables à la production des maladies de la matrice, et surtout des déplacements. On objectera peut-être qu'en ayant la précaution de recevoir le choc des vagues par derrière, les organes abdominaux seraient peu comprimés. C'est

précisément le contraire qui arriverait : car
si, dans cette situation, la vague ne frappe
pas directement sur le bas-ventre, d'un
autre côté, elle pousse le corps en avant, et
celui-ci ne résiste à l'entraînement que par
des efforts qui amènent des contractions
énergiques des muscles du ventre.

Il est donc de la plus haute importance de
défendre les bains dans une mer trop forte
aux personnes atteintes ou menacées d'une
affection utérine. Les faibles lames de la
GRANDE-CONCHE de Royan peuvent seules
leur convenir.

La plupart des praticiens reconnaissent
aujourd'hui que le traitement hydrothérapique est le meilleur à opposer aux affections
utérines. Mais les effets révulsifs, résolutifs
et toniques-reconstitutifs qu'on obtient avec
l'eau douce seront bien plus énergiques encore avec l'eau marine, puisqu'elle détermine une réaction plus prompte et plus
complète par ses principes minéralisateurs.
Les douches générales et le bain de siége à
eau courante activeront la circulation capil-

laire périphérique, sans exercer de pression sur les organes malades.

VI.

Stérilité et impuissance virile.

A part les vices de conformation, les altérations organiques et les progrès de l'âge, les causes de la stérilité sont locales ou générales, c'est-à-dire qu'elle est sous la dépendance d'un état morbide de l'utérus ou d'un affaiblissement général de l'organisme. C'est par les modifications qu'ils impriment à l'un et à l'autre que les bains de mer ont une efficacité bien constatée dans la stérilité des femmes. Il n'y a donc pas besoin, pour expliquer ces bons effets, d'invoquer aucune action spécifique, aucune influence secrète et mystérieuse. Comme la stérilité est occasionnée souvent par une maladie de la matrice, les femmes ne sauraient user avec trop de prudence des bains à la mer ; car, au lieu de remédier à leur état, ces bains peuvent l'aggraver, ainsi que je l'ai établi dans le paragraphe précédent.

L'hydrothérapie maritime, en combattant avantageusement la stérilité liée à une affection utérine, n'expose pas les femmes aux dangers que présente pour elles une mer trop agitée.

C'est encore à l'action reconstitutive des bains de mer que des hommes adultes, pâles, épuisés, dont la virilité est plus ou moins affaiblie, et même anéantie, doivent le rétablissement de leur faculté. Les douches générales augmenteront l'heureuse influence des bains à la mer.

VII.

HÉMORRHAGIES UTÉRINES ; MENSTRUATION SURABONDANTE.

« Les bains de mers réussissent le plus souvent, chez des jeunes filles et des femmes épuisées par des pertes excessives ou l'habitude d'une menstruation surabondante, pourvu que ces accidents soient liés à des phénomènes généraux ou locaux de débilité (1). »

L'habile médecin qui s'exprime ainsi, ajoute plus loin (page 186) : « des bains de mers de trois à cinq minutes, administrés sans secousse et avec une seule immersion, secondés par un repos convenable et quelquefois par une médication et une alimentation toniques, ont toujours très-promptement modéré ces *profluvia* sanguins de nature passive. »

Il faut convenir que dans les stations maritimes où la mer est ordinairement forte, il est bien difficile de prendre des bains *sans secousse*, comme le recommande M. Gaudet, à moins d'attendre, pour se baigner, les rares époques auxquelles la mer est calme. Cet état de la mer étant ordinaire à la GRANDE-CONCHE de Royan, les femmes at-

Gaudet, *op. cit.*, page 185.

teintes d'hémorrhagies utérines pourront y prendre des bains salutaires, presque sans interruption. J'ai vu, l'année dernière, plusieurs dames qui, venues à Royan pour des pertes de sang continues et très-abondantes, allaient d'emblée aux bains de PONTAILLAC. Qu'en est-il résulté? C'est que les accidents ont redoublé et que l'intervention du médecin a été nécessaire.

Dans les pertes utérines, les secousses des vagues offrent des dangers tels que les femmes qui voudront combattre ces pertes avantageusement par la balnéation à la côte, devront s'abstenir de se baigner même à la GRANDE-CONCHE par les marées un peu fortes.

D'ailleurs, quel que soit le peu d'agitation de l'eau, le bain à la mer ne produira jamais d'aussi bons effets que les procédés hydrothérapiques consistant en douches générales, en bains de siége à eau infiniment divisée, et en douches ascendantes à percussion très-faible.

VIII.

Flux muqueux *(Leucorrhée. — Flux gonorrhéique.*

Les écoulements qui tiennent à un état atonique de la constitution et à un relàchement des musqueuses sont traités avec succès aux bains de mer.

L'usage de douches ascendantes et d'injections avec l'eau de mer est nécessaire.

IX.

Disposition aux fausses couches.

Cette disposition se rattachant à une maladie utérine ou à une faiblesse générale de l'organisme, je lui appliquerai les recommandations que j'ai faites à propos de la *Stérilité*. (Voyez page 50.)

X.

ACCIDENTS DE L'AGE CRITIQUE.

Les accidents qu'entraîne la cessation des règles varient suivant la constitution individuelle. Les phénomènes spasmodiques prédominent chez les femmes à tempérament nerveux prononcé, et les mouvements congestionnaires chez celles qui sont sanguines. Les femmes à tempérament mixte présentent ces deux sortes de phénomènes réunis.

Beaucoup de femmes, à l'époque où leurs règles doivent se supprimer complètement, sont disposées à attribuer à cette circonstance presque tous les dérangements qui surviennent dans leur santé, et par conséquent à négliger certaines maladies qui n'ont aucun rapport avec l'âge critique : telles sont, entre autres, les affections de la matrice. On ne saurait donc trop engager

les femmes à ne point s'en rapporter à elles-
mêmes, et à sortir d'une sécurité qui pourrait leur être funeste.

Par leur action dérivative, sédative et
perturbatrice, les bains de mer combattront
victorieusement les accidents de l'âge critique. Les femmes exposées aux congestions
sanguines devront se borner aux bains à la
GRANDE-CONCHE, ceux de PONTAILLAC offrant
pour elles des dangers sérieux, à cause des
percussions de la vague.

XI.

MENSTRUATION DOULOUREUSE, IRRÉGULIÈRE, NULLE.

Ces troubles de la menstruation sont le
plus souvent sous la dépendance d'un appauvrissement du sang ou d'une affection
utérine. Je leur appliquerai donc ce que j'ai
dit précédemment sur *la chlorose* et *les maladies de la matrice.* (Voyez pages 45 et 47.)

XII.

Engorgements du foie et de la rate.

En parlant des maladies de la matrice (page 47), j'ai montré comment les sujets atteints de congestions internes et d'engorgement des viscères de l'abdomen ne s'exposaient pas sans danger à l'action des fortes vagues. Dès-lors on ne saurait trop recommander aux personnes qui sont affectées d'engorgements du foie et de la rate, d'éviter les stations maritimes dans lesquelles la mer est trop agitée, et de se contenter à Royan des bains de la Grande-Conche. Ceux de Pontaillac ne conviendront qu'à la fin du traitement, quand les organes auront notablement diminué de volume et qu'ils ne seront pas sensibles à la pression.

L'hydrothérapie maritime est souveraine contre les engorgements du foie sans altération de texture. Les douches générales à forte

pression combinées avec les douches locales
à percussion graduée décentralisent la congestion viscérale, en même temps qu'elles
remontent l'organisme et reconstituent le
fluide nourricier.

Dans certains cas, les inhalations d'eau de
mer pulvérisée seront utiles comme méthode
de minéralisation.

XIII.

Maladies chroniques du tube digestif.

§ 1. Gastralgie.

Les bains de mer constituent la meilleure
médication à opposer à cette maladie. Mais
ils doivent être bien dirigés, car chez les
gastralgiques la réaction est ordinairement
lente et peu énergique. Voilà pourquoi des
bains de mer de très-courte durée pris à la
Grande-Conche de Royan leur conviendront
à merveille, au début du traitement. Ils ne

tenteront la mer à PONTAILLAC que lorsque
la tolérance pour le bain froid sera parfaitement établie, et que les douleurs cardialgi-
ques auront perdu de leur intensité.

Les bains de mer tièdes sont généralement
nuisibles aux personnes affectées de gastralgie.

Tous les médecins des stations maritimes
ont si bien reconnu la nécessité de graduer
l'action du bain de mer chez les gastralgiques, que, dans les localités où la mer est
forte, ils ne leur accordent qu'un bain tous
les deux jours au début du traitement. De
plus, le bain doit être très-court, et pris
de façon que le malade évite les secousses
des vagues. On voit, d'après cela, quelles
précieuses ressources la GRANDE-CONCHE de
Royan offre aux gastralgiques.

Les procédés hydrothérapiques seront as-
sociés avec fruits au bain à la mer, et c'est
avec raison que M. Gaudet dit dans son
excellent ouvrage, page 309, « que des douches à jet unique sur la colonne vertébrale et
en arrosoir sur l'épigastre, ont paru contri-

buer pour leur part à la disparition ou à l'amoindrissement de la gastralgie. »

§ 2. — Troubles fonctionnels de l'estomac ou dyspepsies.

Les désordres des fonctions gastriques revêtent les formes les plus variées et quelquefois les plus bizarres. Lenteur des actes digestifs, indigestibilité de certains aliments et digestibilité exclusive de quelques autres, inappétence, pesanteurs, développement de gaz pendant la digestion ou dans l'état de vacuité de l'estomac, boulimie ou faim canine, renvois acides ou bilieux, constipation opiniâtre alternant assez souvent avec des selles diarrhéiques, amaigrissement quelquefois considérable, teint jaune cachectique ou bien coloration veineuse des joues et du nez, peau inerte et d'une nuance terne, inquiétudes, tristesse, etc.; tels sont les principaux caractères des dyspepsies. Ces états morbides de l'estomac cèdent aux applications extérieures d'eau de mer aussi facilement que la gastralgie proprement dite, et le traitement maritime exige les mêmes précautions que j'ai indiquées dans le paragraphe précédent.

§ 3. — Affections intestinales.

Les maladies des entrailles susceptibles d'être avantageusement combattues par les bains de mer varient beaucoup, depuis l'embarras gastro-intestinal qui résiste aux vomitifs et aux purgatifs, jusqu'à cet état cachectique caractérisé par des digestions difficiles, une diarrhée habituelle, une profonde débilité générale, des étourdissements, des palpitations, de l'infiltration œdémateuse des membres inférieurs, etc.

On conçoit de suite à quels inconvénients et même à quels dangers s'exposeraient les malades qui commenceraient un traitement maritime par des bains dans une mer forte. Quelques bains tièdes et peu prolongés les prépareront à l'impression de l'eau froide, et ils pourront tenter ensuite avec succès la mer à la GRANDE-CONCHE. Inutile d'ajouter que les bains de PONTAILLAC con-

viendront tout au plus vers la fin du traitement.

Je ferai observer cependant que chez les
enfants sujets aux états morbides de la
muqueuse intestinale, la réaction est plus
prompte et plus complète que chez les adultes, et que, par conséquent, ils peuvent
prendre le bain à la mer avec moins de précautions et même sans préparation.

XIV.

Affection des bronches (*toux catarrhale et
nerveuse*).

L'existence de la toux est-elle une cause
capable d'empêcher la pratique de la mer ?
Sans aucun doute, si elle se rattache à une
lésion pulmonaire actuelle. Dans le cas contraire, qu'elle soit catarrhale ou nerveuse,
non-seulement les bains de mer ne sont point
contre-indiqués, mais encore ils peuvent
faire disparaître la toux très-promptement.

L'année dernière, une jeune personne de
dix-neuf ans, atteinte depuis quelque temps
d'une toux sèche et opiniâtre, fut envoyée à
Royan par son médecin, pour respirer l'air
des côtes, avec recommandation expresse de
ne pas prendre de bains à la mer. Ayant été
consulté par cette personne, je constatai une
chloro-anémie très-prononcée avec dyspep-
sie, et je reconnus que les organes de la
poitrine étaient dans un état d'intégrité
parfait, ce qu'avait affirmé aussi le médecin
de mademoiselle X...., qui l'avait auscultée
avec attention. Je ne vis donc aucun inconvénient à lui prescrire des bains très-courts
à la GRANDE-CONCHE et ensuite à FONCILLON.
Sous leur influence la toux diminua et dis-
parut complètement, les fonctions digestives
se régularisèrent, le teint se vascularisa, et
mademoiselle X.... quitta Royan entière-
ment rassurée sur l'état de sa poitrine, qui
lui avait occasionné les plus vives inquiétudes.

Pour que les bains de mer réussissent
dans la toux catarrhale et nerveuse, il y a

plusieurs conditions à remplir : les bains doivent être très-courts (une à deux minutes au plus) et pris dans une mer calme ou peu agitée ; ils seront interrompus de temps en temps selon le besoin, et les baigneurs auront le soin d'éviter l'air frais du soir et du matin sur les bords de la mer.

Si la toux diminue promptement par suite d'une réaction prompte et vive, quelques douches générales d'une durée également très-restreinte, activeront les bons effets du bain à la mer. Enfin, les inhalations d'eau de mer pulvérisée pourront être fort utiles, mais à la condition d'être employées avec prudence et circonspection.

Les enfants lymphatiques, à chairs molles et infiltrées, à téguments décolorés, sujets aux phlegmasies des muqueuses, et qui toussent habituellement, retireront les meilleurs effets de l'emploi bien ordonné des bains à la mer, pourvu qu'il n'existe ni conformation vicieuse du thorax, ni lésion pulmonaire. Il sera bon de commencer le traitement maritime par quelques bains tièdes de dix minutes de durée au plus. Il ne faut jamais oublier que les inconvénients sont à côté des avantages, que les résultats sont subordonnés à une réaction vive et énergique, et qu'il est dès-lors nécessaire de soustraire les enfants à toutes les causes qui pourraient l'entraver, tels que des bains trop prolongés, une mer trop forte, l'exposition à l'air froid, etc., etc.

Je ne saurais trop insister aussi sur l'emploi des inhalations d'eau de mer pulvérisée chez les enfants sujets aux inflammations des muqueuses oculaire, naso-gutturale et bronchique.

XV.

PROPHYLAXIE DE LA PHTHISIE PULMONAIRE.

La phthisie pulmonaire se manifestant chez les individus à constitution lymphatique et scrofuleuse, on comprend que la médication marine doive être la plus efficace

6.

pour prévenir le développement de cette redoutable maladie. Les conditions topographiques et météorologiques des stations maritimes ont une importance considérable au point de vue des avantages du traitement prophylactique de la phthisie pulmonaire. C'est pourquoi les côtes de la Normandie et de la Bretagne doivent être évitées avec soin, et celles de la Méditerranée préférées. Le seul inconvénient que présentent ces dernières consiste dans le degré d'agitation de la mer. En effet, les fortes percussions des vagues peuvent occasionner des congestions pulmonaires qu'il faut éviter avant tout chez les sujets prédisposés à la phthisie.

J'ai déjà dit qu'on ne rencontrait pas à Royan ces brusques variations de température, ni cet état d'humidité froide de l'atmosphère qui rendent les côtes de la Normandie et de la Bretagne si dangereuses pour les individus à tempéraments strumeux prédisposé aux tubercules. On sait aussi que, par ses propriétés physiques et chimiques, l'eau de la GRANDE-CONCHE convient parfaitement aux sujets menacés de congestions internes. Ces conditions font de Royan une station en quelque sorte spéciale pour le traitement prophylactique de la phthisie pulmonaire.

Tous les médecins sont d'accord sur les bons résultats de l'inhalation de l'air marin , pourvu qu'il ne soit ni froid ni trop vif. C'est assez dire le prix qu'il faut attacher à la douceur de l'air et à l'égalité de la température. Les salles de respiration à l'eau de mer pulvérisée, réalisent toutes les conditions nécessaires à l'efficacité de la thérapeutique prophylactique des tubercules , en ce sens que la température de l'eau et du milieu ambiant peut être graduée à volonté , et que par les inhalations l'organisme reçoit non-seulement du chlorure de sodium, mais encore de l'iode, du brôme, des sulfates , en un mot tous les principes minéralisateurs de l'eau marine.

Pour ce qui concerne les règles à suivre dans l'emploi des bains de mer , elles sont les mêmes que celles qui ont été établies dans l'article précédent relativement aux maladies des bronches.

XVI.

MALADIES NERVEUSES.

§ 1. — HYSTÉRIE (vapeurs, attaques de nerfs).

Cette affection, qui est exclusive au sexe féminin, présente plusieurs degrés, depuis les spasmes jusqu'aux attaques convulsives.

Les applications extérieures d'eau de mer combattront ces divers états avec succès par leur action perturbatrice et tonique reconstitutive. Ce dernier mode d'action n'est pas le moins important, si l'on considère que l'hystérie se lie souvent au lymphatisme et à la chlorose.

A cause de leur impressionnabilité, les hystériques devront commencer le traitement maritime par quelques bains d'une

minute au plus à la GRANDE-CONCHE ou à
FONCILLON.

Quelle que soit d'ailleurs la plage où elles
continueront de se baigner, lorsque la tolérance sera établie, la durée du bain ne
dépassera jamais cinq minutes, des bains
plus longtemps prolongés pouvant être très-
préjudiciables.

L'hydrothérapie maritime sera associée
avec succès à la balnéation sur les plages.

Quand l'hystérie est symptomatique d'une
affection utérine (ce qui existe fréquemment
chez les femmes et même chez les filles), il est
nécessaire de régler les conditions du traitement d'après cette circonstance. (Voyez
Maladies de la matrice, page 47.)

§ 2. — Chorée ou danse de Saint-Guy.

Le traitement maritime, qui est préférable
à tout autre, consistera, au début, dans
des immersions faites de manière à produire
un saisissement subit. Si la réaction s'opère
bien, les immersions pourront être répétées
plusieurs fois dans la journée. Le bain à la

mer , de la durée de quelques minutes , ne sera accordé que lorsque le jeu du système nerveux commencera à se régulariser. Les douches générales en pluie et la gymnastique activeront la guérison.

§ 3. — Etat nerveux ou névropathie générale.

M. Valleix a bien désigné cette névropathie en disant : « il est un état qui , sans pouvoir être considéré comme un état réel de maladie , n'est cependant pas la santé : Je veux parler de cet état des personnes nerveuses , qui ont toujours quelque souffrance dans un point ou dans l'autre, qui sont affaiblies , qu'une simple promenade fatigue , dont les digestions sont difficiles et l'intestin paresseux. Il n'est assurément aucun médecin qui n'ait rencontré maintes et maintes fois des sujets dans cet état, et surtout des femmes (1). » Ces troubles de l'innervation ne sont pas rares non plus chez les hommes.

(1) *Bulletin général de thérapeutique*, t. XXXV , p. 101; 1848.

Les névropathiques trouveront certainement dans la balnéation à la côte un puissant moyen de soulagement et même de guérison, pourvu que les conditions du bain soient réglées avec les mêmes précautions que j'ai indiquées précédemment pour l'hystérie ; mais les douches générales, soit seules, soit associées au bain à la mer, ou combinées avec la sudation, produiront des effets beaucoup plus énergiques.

§ 4. — Hypochondrie.

Les troubles fonctionnels que présentent les hypochondriaques peuvent être rapportés à trois groupes principaux : désordres gastriques consistant en des alternatives d'appétit exagéré et d'anorexie, des borborygmes, des flatuosités, un sentiment de tension dans tout le ventre avec constipation opiniâtre et rarement de la diarrhée ; mouvement congestionnaire s'opérant successivement ou simultanément du côté de la tête, de la vessie, du rectum et des lombes ; enfin état nerveux caractérisé par des in-

quiétudes vagues, de la tristesse, une ex-
trème impressionnabilité, etc.

Les applications extérieures d'eau de mer
décentralisent les congestions par la révulsion énergique qu'elles opèrent, et régula-
risent les fonctions digestives et l'innervation
par leur action tonique reconstitutive,
sédative et perturbatrice. Ajoutons encore
qu'elles font disparaître la grande sensibilité
des hypochondriaques aux variations atmos-
phériques.

Quelle autre médication remplirait aussi
bien les indications qui occupent la première
place dans le traitement d'une maladie mal-
heureusement si commune et si rebelle aux
moyens ordinaires? Mais, pour être efficace,
la pratique de la mer est subordonnée aux
règles suivantes : débuter par des bains
d'une minute à la GRANDE-CONCHE, et n'aller à PONTAILLAC qu'à la fin du traitement ;
éviter avec soin de se baigner sur cette dernière plage s'il y a des signes de congestions
internes, car les bains seraient nuisibles ;
exercices du corps et distractions.

Les procédés hydrothérapiques auront une action bien plus efficace que les bains à la côte.

§ 5. — Névralgies.

Les névralgies de la tête et de la face sont combattues avec succès par des bains de mer très-courts, surtout quand elles se présentent avec de la faiblesse générale, de l'amaigrissement, de l'anorexie, des digestions mauvaises, etc.

Les personnes très-sensibles à l'impression du froid ouvriront leur saison par quelques bains à la GRANDE-CONCHE, et pratiqueront la mer à PONTAILLAC, aussitôt que la tolérance sera bien établie. La réaction devant être prompte et énergique, il est indispensable de l'aider par des exercices du corps, et d'éviter les refroidissements de l'atmosphère.

Les bains à la côte ne réussiront dans les névralgies qu'à la condition d'être très-courts, et d'être pris par une belle saison et aux heures les plus chaudes de la journée.

Les douches générales et locales, seules ou combinées avec la sudation, auront des effets plus certains que les bains à la mer, sans en avoir les inconvénients.

XVII.

Maladies de la peau.

Le *modus agendi* des bains de mer dans les maladies cutanées est *topique* et *général*. L'action topique est sédative par la température froide de l'eau, et substitutive et résolutive par les sels qu'elle renferme ; l'action générale consiste dans les effets toniques par lesquels la constitution est modifiée et reconstituée. En considérant que des bains chauds et même tempérés sont nuisibles dans beaucoup de dermatoses, et que la médication anti-lymphatique et anti-scrofuleuse est le plus ordinairement indiquée contre ces affections, on voit de suite le parti avantageux qu'on doit retirer des bains de mer

dans le traitement des maladies de la peau.
Mais à côté des avantages il y a des inconvénients graves qu'il faut connaître et éviter.
Ces inconvénients résultent de la minéralisation trop riche de l'eau marine et de son
agitation. M. Durand-Fardel dit avec raison
dans son *traité thérapeutique des eaux miné-*
rales, à propos des maladies de la peau :
« Les bains à la lame seront beaucoup plus
» stimulants que ceux pris dans une mer
» calme et immobile. » Voilà pourquoi le
traitement des dermatoses par les bains de
mer est difficile dans la plupart des stations
maritimes, et surtout sur les côtes de la
Normandie. L'eau de la Grande-Conche de
Royan, ordinairement calme et beaucoup
moins minéralisée que celle des autres côtes
de l'Océan, offre sous ce rapport des avantages qu'on ne rencontre pas ailleurs. Cependant je recommande aux malades d'user
de ces bains avec prudence, et de les sus-
pendre de temps en temps selon le besoin,
c'est-à-dire lorsque les parties malades pa-
raîtront surexcitées.

Les inhalations d'eau de mer pulvérisée sont indiquées quand l'affection cutanée se lie au lymphatisme et aux scrofules. Dans les dermatoses de la face et du cuir chevelu, l'eau marine pulvérisée exercera aussi une action topique salutaire, pendant les séances d'inhalation.

TROISIÈME PARTIE.

Instruction sur la manière de prendre les bains de mer.

1. On ne doit point se baigner d'emblée à la mer, dès le lendemain de l'arrivée ; deux jours au moins sont nécessaires pour préparer l'organisme à l'action des bains.

2. Quelle que soit la plage où l'on se baigne, les bains à la pleine mer sont bien préférables à ceux à la mer montante et descendante.

3. Il ne faut jamais entrer dans le bain immédiatement après avoir bu et mangé ; un intervalle de trois ou quatre heures chez

7.

les enfants, et de quatre à cinq chez les
adultes, doit toujours être rigoureusement
laissé entre la fin du repas et l'heure à laquelle on se baigne.

4. Il ne faut pas se baigner tant que le
corps est en sueur.

5. Il est imprudent de prendre un bain
après une marche forcée ou un exercice violent. Un repos absolu est également défavo-
rable. Il sera donc bon de marcher un peu
avant le bain.

6. Le baigneur doit entrer dans la mer
d'un pas leste et rapide, et s'y plonger
résolument lorsqu'il a de l'eau à mi-cuisses;
l'immersion graduelle offrant des inconvénients et même des dangers.

7. Beaucoup de personnes croient qu'il est
bon de plonger dans l'eau la tête la première, afin d'empêcher le refoulement du
sang vers le cerveau. Voilà une déplorable

méthode qui favorise les accidents plutôt qu'elle ne les prévient. Les baigneurs qui redoutent les congestions cérébrales se contenteront de se faire jeter de l'eau sur la tête avant et pendant le bain.

Enfin, l'immersion par surprise ne doit être usitée que dans des cas exceptionnels et d'après les conseils du médecin.

8. L'oppression gastrique qui se produit chez quelques baigneurs quand l'eau arrive à la base de la poitrine, cède ordinairement à de légères frictions sur la région de l'estomac. On peut d'ailleurs prévenir cette impression pénible en ayant la précaution de frictionner la région épigastrique avec un corps gras, tel que l'huile ou le cérat.

9. Un léger exercice dans l'eau favorisera l'action des bains ; mais de tous les mouvements, les meilleurs sont ceux qui se lient à la natation. Les baigneurs qui ne savent pas nager suppléeront aux bons effets qu'ils retireraient de cet exercice en exécutant des

mouvements analogues à ceux qu'il néces-
site.

10. La durée des bains est la plus impor-
tante de toutes les questions relatives à leur
administration, et les baigneurs ne doivent
jamais oublier qu'un séjour trop prolongé
dans l'eau peut leur être très - préjudi-
ciable.

J'ai fait connaître, dans la deuxième partie de ce Guide, les règles auxquelles est
assujettie la durée du bain employé comme
moyen thérapeutique ; Je vais indiquer
maintenant le temps que doivent rester dans
l'eau les personnes qui pratiquent la mer
plutôt par hygiène et par distraction que
par raison de santé.

En général, la réaction s'opère bien après
un bain de quelques minutes seulement,
tandis qu'elle peut être entravée par un
séjour dans l'eau d'un quart - d'heure et
même de dix minutes. Aussi, les enfants,
les femmes et les vieillards devront atteindre
rarement cette limite. Les hommes robustes,

surtout ceux qui nagent, pourront prolonger le bain pendant une demi-heure.

On pose en principe que les baigneurs peuvent attendre le deuxième frisson pour se retirer de l'eau. C'est encore une méthode dangereuse ; car ce frisson ne se manifeste quelquefois que lorsque les organes internes sont profondément congestionnés, de sorte qu'après le bain le sang reflue difficilement de l'intérieur à l'extérieur.

On opposera peut-être des exceptions aux règles que je viens d'établir ; mais je répondrai que les exceptions confirment les règles au lieu de les détruire, et que si les inconvénients des bains de mer trop prolongés ne se font pas sentir immédiatement chez beaucoup de baigneurs, ceux-ci deviennent accessibles à des maladies graves que peuvent déterminer les causes occasionnelles les plus légères. A Royan, la plus grande partie des baigneurs qui pratiquent la mer par distraction et par hygiène se porte avec une sorte de fureur sur la magnifique conche de PONTAILLAC. Là, en effet, tout invite au bain :

une plage que, par son heureuse disposition ,
on peut comparer à une vaste piscine creusée
dans les roches et protégée contre les vents
par des sapinières qui couronnent les hau-
teurs ; sous les pieds un sable fin et consistant,
et à l'horizon, l'immensité de l'Océan dont les
vagues gonflées et tumultueuses se brisent
avec fracas sur le rivage... Mais, comme il faut
séjourner un peu moins longtemps dans l'eau
par une mer agitée que par une mer calme ,
les bains devront être plus courts à Pontaillac qu'à la Grande-Conche.

Les femmes ne se baigneront pas à Pontaillac aussi impunément que les hommes, à
cause de l'action des vagues sur les organes du
bassin (voyez page 48). Je crois donc rendre
un véritable service aux femmes en appelant
leur attention sur ce point important , et en
les engageant à n'user des bains de Pontaillac qu'avec beaucoup de réserve.

11. En sortant du bain, on regagne sa
cabane, où l'on se fait essuyer avec des linges
secs et non chauffés.

Quelques personnes pensent qu'il est avantageux de laisser la peau mouillée pendant quelque temps avant de l'essuyer, et même de ne pas l'essuyer du tout. C'est une grave erreur; car l'évaporation de l'eau détermine un abaissement notable de la température du corps, et les matières salines en se déposant sur l'épiderme constituent un obstacle à la réaction. D'un autre côté, celle-ci est activée par les frictions faites sur la peau pour l'essuyer.

12. Lorsque la réaction s'opère bien, les précautions à prendre après le bain, sont très-simples.

Le bain de pied légèrement chaud est non-seulement un fait de propreté, mais encore une méthode hygiénique favorable à la réaction, surtout chez les personnes délicates. Il est urgent pour les femmes de sécher complètement leurs cheveux, sans quoi elles s'exposeraient à des névralgies très-douloureuses, et la beauté de la chevelure pourrait être altérée. Aucune pommade ne doit être employée avant que les cheveux soient bien secs.

La toilette achevée, il faut se promener en plein air, ou prendre chez soi un léger exercice si le temps est mauvais. Il y a des inconvénients à se coucher immédiatement après le bain. On aura aussi le soin de ne manger qu'une heure ou au moins une demi-heure après être sorti de l'eau.

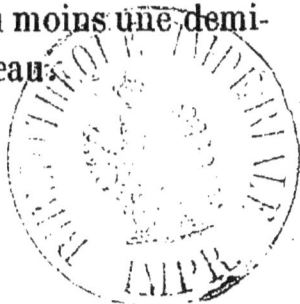

FIN.

www.ingramcontent.com/pod-product-compliance
Lightning Source LLC
Chambersburg PA
CBHW050622210326
41521CB00008B/1346